INDICE GLYCÉMIQUE BAS

Idée repas avec épinards à la crème, brocolis, jambon

Menus pour une semaine

l'Auteur : Ig Bas

Je suis Ig Bas, un auteur passionné et un véritable
ambassadeur de la santé et du bien-être. En début
d'année 2024, suite à des analyses médicales révélant
une glycémie de 1,14, juste à la limite de la normale, j'ai
décidé de prendre sa santé en main. Ce tournant a
marqué le début d'un nouveau chapitre dans ma vie,
mettant en lumière l'importance d'une alimentation
équilibrée et d'une activité physique régulière.

Déterminé à améliorer mon bien-être, j'ai opéré un
changement radical dans mon mode de vie. En adoptant
une alimentation à indice glycémique bas et en intégrant
plusieurs jours par semaine une activité physique variée,
comprenant la marche quotidienne, le fitness avec une
application dédiée, et même la natation en piscine et en
mer, j'ai non seulement perdu beaucoup de poids, mais
j'ai également retrouvé une vitalité et une énergie
exceptionnelles. L'arrêt total du sucre a été une étape clé
dans ce processus, me permettant de me sentir mieux
dans mon corps et dans ma tête.

Fort de cette expérience personnelle transformative, j' ai
décidé de partager mon parcours et mes recettes saines
avec le monde. À travers mon livre, je propose des
recettes délicieuses et accessibles, conçues pour ceux qui
souhaitent améliorer leur santé tout en se régalant. Ma

démarche authentique et vivante vise à inspirer et à encourager d'autres personnes à faire des choix alimentaires bénéfiques et à adopter un style de vie actif.

Je dédie ce livre aux personnes de tous âges qui souhaitent se prendre en main et prendre soin de leur santé. Chacun mérite de découvrir le plaisir de manger sainement tout en se sentant bien dans son corps.

En somme, je ne suis pas seulement un auteur, mais un guide vers un mode de vie sain, prouvant que des changements simples peuvent avoir un impact significatif sur la santé et le bien-être.

Je tiens également à préciser qu'il y aura d'autres recettes à venir dans mes futurs livres. Restez à l'affût pour découvrir de nouvelles idées culinaires et d'autres façons de prendre soin de vous à travers une alimentation saine et savoureuse.

Manger des aliments à indice glycémique bas peut être bénéfique même si l'on n'est pas diabétique. Voici quelques raisons pour lesquelles cela peut être une bonne idée :

1. Contrôle de l'énergie Les aliments à IG bas libèrent leur glucose lentement dans le sang, ce qui peut aider à maintenir un niveau d'énergie stable tout au long de la journée.

2. Satiété : Ces aliments ont tendance à être plus rassasiants, ce qui peut aider à réduire les collations et à mieux contrôler l'appétit.

3. Santé métabolique Consommer des aliments à IG bas peut favoriser une meilleure santé métabolique et réduire le risque de développer des maladies telles que l'obésité ou les maladies cardiaques.

4. Amélioration de l'humeur : Certaines études suggèrent que des fluctuations importantes de la glycémie peuvent influencer l'humeur. Un régime riche en aliments à IG bas peut contribuer à stabiliser l'humeur.

Cependant, il est important de maintenir une alimentation équilibrée et variée. Intégrer des aliments à IG bas dans votre alimentation peut être un bon choix, mais veillez à inclure également d'autres groupes alimentaires pour assurer tous les apports nécessaires. Si vous avez des préoccupations spécifiques concernant votre régime alimentaire, il peut être utile de consulter un professionnel de la santé ou un nutritionniste.

Ajouter une source de protéines telles que la viande ou des œufs à votre menu peut être bénéfique pour plusieurs raisons :

1. Équilibre Nutritionnel Les protéines jouent de nombreux rôles vitaux dans le corps, notamment le développement et la réparation des tissus, la régulation des fonctions corporelles et la fourniture d'énergie. Elles sont aussi importantes pour la sensation de satiété.

2. Contrôle de l'IG Les aliments riches en protéines ont généralement un IG faible et peuvent aider à modérer la réponse glycémique lorsqu'ils sont associés à des glucides. En effet, les protéines ralentissent le temps de vidange gastrique, ce qui peut contribuer à stabiliser les niveaux de sucre dans le sang après un repas.

3. Variété Varier les sources de protéines (viande, poisson, œufs, produits laitiers, légumineuses, noix et graines) peut contribuer à l'apport en différents types d'acides aminés et aider à prévenir la lassitude alimentaire.

Il n'est pas nécessaire d'ajouter de la viande ou des œufs à chaque repas du point de vue nutritionnel surtout si votre votre alimentation globale répond à tous vos besoins en protéines et nutriments essentiels. De nombreuses personnes y compris les végétaliens et les végétariens maintiennent un régime alimentaire sans les produits d'origine animale.

Cependant pour les personnes qui incluent des produits animaux dans leur alimentation, c'est un moyen facile d'augmenter l'apport en protéines. Par exemple, si vous sentez que votre repas pourrait mieux vous rassasier avec davantage de protéines alors ajoutez un œuf ou une portion de viande maigre serait une bonne idée.

Dans le cadre d'une alimentation à indice glycémique
bas, voici des substituts pour les œufs, le sucre et le lait
de vache :

 Substituts aux œufs :
1. Purée de banane : 1/4 de tasse de purée de banane
pour remplacer un œuf. Cela apporte des fibres et un
goût légèrement sucré.
2. Compote de pommes : 1/4 de tasse de compote pour
remplacer un œuf. Cela fonctionne bien dans les
pâtisseries.
3. Graines de lin : Mélangez 1 cuillère à soupe de graines
de lin moulues avec 2,5 cuillères à soupe d'eau et laissez
reposer 5 minutes pour épaissir.
4. Yaourt nature : 1/4 de tasse peut remplacer un œuf
dans des recettes de gâteaux ou pancakes.

Substituts au sucre :
1. Stévia : Un édulcorant naturel sans calorie, qui ne fait
pas augmenter l'indice glycémique.
2. Erythritol : Un alcool de sucre avec très peu de
calories et un indice glycémique proche de zéro.
3. Xylitol : Un autre alcool de sucre avec un indice
glycémique plus bas que le sucre traditionnel.

4. Purée de dattes : Peut servir d'édulcorant naturel, à utiliser avec modération.

Substituts au lait de vache :
1. Lait d'amande non sucré : Faible en calories et sans lactose, idéal pour les smoothies ou le café.
2. Lait de coco : Pour une consistance crémeuse, parfait dans les recettes salées ou sucrées.
3. Lait de soja : Une bonne source de protéines, choisissez une version non sucrée pour éviter un indice glycémique plus élevé.
4. Lait d'avoine : À consommer avec modération car il peut avoir un indice glycémique plus élevé que les autres laits végétaux.

Voici des recettes simples pour préparer du lait d'avoine, d'amande et de soja maison. Chaque méthode ne demande que quelques ingrédients et un peu de temps.

Pour préparer des laits à indice glycémique bas, il est important de se concentrer sur des ingrédients qui minimisent l'impact sur la glycémie. Voici comment adapter les recettes de lait.

Lait d'avoine maison

Ingrédients :
- 1 tasse de flocons d'avoine (non instantanés)ou 100 g
- 4 tasses d'eau ou 1 Litre d'eau
- Une pincée de sel (facultatif)
- Un peu de vanille ou de sirop d'érable pour le goût
(facultatif)

Instructions :
1. Rincez les flocons d'avoine sous l'eau froide pour
enlever l'excès d'amidon.
2. Dans un blender, ajoutez les flocons d'avoine, l'eau et
une pincée de sel si désiré.
3. Mixez à vitesse élevée pendant environ 30 secondes,
jusqu'à ce que le mélange soit homogène.
4. Filtrez le mélange à l'aide d'un sac à lait, d'une
étamine ou d'une passoire fine pour enlever la pulpe.
5. Conservez le lait d'avoine dans un bocal en verre au
réfrigérateur. Bien agiter avant de servir.

Lait d'amande maison

Ingrédients :
- 1 tasse d'amandes crues ou 100 g
- 4 tasses d'eau (pour le lait) ou 1 Litre d'eau + eau pour
le trempage
- Une pincée de sel (facultatif)
- Un peu de vanille ou de miel pour le goût (facultatif)

Instructions :

1. Faites tremper les amandes dans de l'eau pendant au moins 8 heures ou toute la nuit. Cela rend les amandes plus faciles à mixer et améliore la texture du lait.

2. Rincez et égouttez les amandes.

3. Dans un blender, ajoutez les amandes et l'eau.

4. Mixez à haute vitesse pendant environ 1 à 2 minutes, jusqu'à ce que le mélange soit crémeux.

5. Filtrez le mélange à l'aide d'un sac à lait ou d'une passoire fine pour séparer le lait de la pulpe.

6. Ajoutez une pincée de sel et un peu de vanille ou de miel, si désiré. Remuez bien.

7. Conservez le lait d'amande dans un bocal hermétique au réfrigérateur.

Lait de soja maison

Ingrédients :

- 1 tasse de soja jaune (grains)
- 4 tasses d'eau pour le lait + eau pour le trempage
- Une pincée de sel (facultatif)

Instructions :

1. Faites tremper les grains de soja dans de l'eau pendant 8 à 12 heures ou toute la nuit.

2. Rincez et égouttez les grains de soja.

3. Dans un blender, ajoutez les grains de soja et 4 tasses d'eau.

4. Mixez à haute vitesse pendant environ 2 minutes,
jusqu'à obtenir un mélange lisse.

5. Filtrez le mélange à l'aide d'un sac à lait ou d'une
passoire fine.

6. Dans une casserole, portez le lait de soja filtré à
ébullition, puis baissez le feu et laissez mijoter pendant 5
à 10 minutes pour cuire le soja (cela améliore le goût et
élimine les agents anti-nutritionnels).

7. Ajoutez une pincée de sel (optionnel)et laissez
refroidir avant de conserver dans un bocal au
réfrigérateur.

*Le lait de soja est également une bonne option à faible
indice glycémique bas et riche en protéines.*

 Note

- La pulpe qui reste après filtration (appelée Okara) peut
être utilisée dans des smoothies, des muffins ou des
barres énergétiques.

- Les laits faits maison ne contiennent pas de
conservateurs, il est donc conseillé de consommer dans
les 3 à 5 jours.

Profitez de vos laits végétaux faits maison !

En intégrant ces substituts dans votre alimentation, vous
pouvez maintenir un indice glycémique bas tout en
répondant à vos besoins culinaires. N'oubliez pas de

toujours vérifier l'étiquetage des produits pour s'assurer qu'ils ne contiennent pas d'additifs ou de sucres cachés.

Voici une liste de farines à indice glycémique bas que vous pouvez considérer pour vos préparations culinaires :

1. **Farine de petit épeautre** - Un grain ancien, riche en fibres et en nutriments, souvent mieux toléré que le blé moderne.

2. **Farine d'amande**
   - Énormément riche en protéines et en graisses saines. Elle est idéale pour des recettes sans gluten.

3. **Farine de noix de coco**
   - Riche en fibres et en graisses saines, elle a un goût légèrement sucré.

4. **Farine de sarrasin**
   - Sans gluten, riche en antioxydants et en minéraux, avec un goût prononcé.

5. **Farine de lentilles**
   - Riche en protéines et en fibres, elle est idéale pour des préparations salées et donne une bonne texture.

6. Farine d'avoine (non instantanée)
   - Riche en fibres solubles, elle aide à contrôler la glycémie.

 7. Farine de pois chiche
   - Une excellente source de protéines et de fibres, avec un goût légèrement noisette.

 8. Farine de quinoa
   - Riche en protéines et en acides aminés essentiels, elle a un goût légèrement noisette.

 9. Farine de riz brun
   - Moins transformée que la farine blanche, elle contient plus de nutriments et a un IG plus bas.

 10. Farine de millet
   - Riche en minéraux et avec un indice glycémique relativement bas.

 Notes :
- Lorsque vous utilisez ces farines, il est souvent nécessaire d'ajuster les proportions de liquides dans les recettes en raison de leurs textures et propriétés différentes.

- Mélanger différentes farines peut également améliorer le goût et la texture des préparations culinaires tout en maintenant un faible IG.

N'hésitez pas à expérimenter ces farines dans vos recettes pour créer des plats délicieux et sains !
Velouté courge butternut, lentilles corail, citron

Voici une recette savoureuse et réconfortante de velouté de butternut et lentilles corail, avec une touche de citron, parfaitement adaptée pour un index glycémique bas (IG bas).

Les fruits secs peuvent être inclus dans une alimentation
à indice glycémique bas, mais avec certaines
précautions. Voici quelques points à considérer :

Avantages des fruits secs

1. Richesse en nutriments : Les fruits secs sont riches en
vitamines, minéraux, fibres et antioxydants. Ils peuvent
apporter des bienfaits nutritionnels significatifs.
2. Fibre : La plupart des fruits secs contiennent une
bonne quantité de fibres, ce qui contribue à la satiété et
aide à stabiliser la glycémie.

Considérations sur l'indice glycémique

1. Concentration des sucres : Les fruits secs ont un
indice glycémique plus élevé que leurs homologues frais
en raison de la concentration des sucres. Cela signifie
qu'ils peuvent provoquer une augmentation plus rapide
de la glycémie.
2. Portions : Il est important de contrôler les portions. En
raison de leur richesse calorique et en sucres naturels, il
est facile de consommer des quantités élevées sans s'en
rendre compte.
3. Ajouts : Évitez les fruits secs qui contiennent des
sucres ajoutés, des conservateurs ou d'autres additifs.
Optez pour des fruits secs purs et sans sucre.

Fruits secs à privilégier

Voici quelques fruits secs qui ont tendance à avoir un indice glycémique plus bas et peuvent être consommés avec modération :

- Amandes : Très faibles en glucides et riches en graisses saines et en fibres.
- Noisettes : Similaires aux amandes, elles sont également faibles en glucides.
- Noix : Également une excellente option, riches en acides gras oméga-3.
- Cranberries (non sucrées) : Elles peuvent être nutritives, mais choisissez-les sans sucre ajouté.

Fruits secs à consommer avec modération

- Raisins secs : Ils ont un indice glycémique plus élevé et doivent être consommés avec précaution.
- Dattes : Elles sont très sucrées et ont un indice glycémique élevé, donc une consommation modérée est recommandée.

Conseils pour l'intégration

- Mélanges : Ajoutez des fruits secs à des mélanges de noix pour équilibrer leur effet sur la glycémie grâce aux graisses saines et aux protéines.
- Accompagnement : Consommez-les avec des protéines ou des graisses saines (comme du fromage ou du yaourt nature) pour ralentir l'absorption des glucides.

- Collations : Limitez votre consommation en tant que collation, en veillant à ne pas dépasser une petite poignée par jour.

Conclusion

Les fruits secs peuvent être intégrés dans une alimentation à indice glycémique bas, mais il est important de faire attention aux portions et de choisir des options sans sucre ajouté. En les combinant avec d'autres aliments riches en fibres et en protéines, vous pouvez profiter de leurs avantages nutritionnels tout en maîtrisant l'impact sur votre glycémie.

Velouté Butternut et Lentilles Corail au Citron

Ingrédients :
- Pour le velouté :
  - 1 courge butternut (environ 800 g), pelée et coupée en dés
  - 150 g de lentilles corail, rincées
  - 1 oignon, émincé
  - 2 gousses d'ail, hachées (facultatif)
  - 1 cuillère à soupe d'huile d'olive
  - 1 litre de bouillon de légumes (sans sucre ajouté)
  - Le jus de 1 citron
  - Le zeste de 1 citron (facultatif)
  - Sel et poivre, au goût
  - 1 cuillère à café de cumin en poudre (facultatif)

Instructions :

1. Préparation des ingrédients :
   - Pelez et coupez la courge butternut en dés.
   - Rincez les lentilles corail sous l'eau froide.

2. Faire revenir les oignons :
   - Dans une grande casserole ou une marmite, chauffez l'huile d'olive à feu moyen.

- Ajoutez l'oignon émincé et l'ail (si utilisé) et faites revenir pendant environ 5 minutes jusqu'à ce qu'ils soient translucides.

3. Cuisson de la courge et des lentilles :
   - Ajoutez les dés de butternut dans la casserole et faites revenir pendant 5 minutes.
   - Ajoutez les lentilles corail, le cumin (si utilisé), puis versez le bouillon de légumes.
   - Portez à ébullition, puis réduisez le feu et laissez mijoter pendant environ 20 minutes, ou jusqu'à ce que la courge et les lentilles soient tendres.

4. Mixage :
   - Une fois la cuisson terminée, retirez la casserole du feu. Utilisez un mixeur plongeant ou un blender pour mixer le tout jusqu'à obtenir un velouté lisse. Ajustez la consistance en ajoutant un peu plus de bouillon ou d'eau si nécessaire.

5. Assaisonnement :
   - Ajoutez le jus de citron et le zeste (si utilisé) au velouté. Mélangez bien et goûtez pour ajuster le sel et le poivre selon vos préférences.

6. Service :

 - Servez chaud, éventuellement garni d'un peu d'huile d'olive et de quelques herbes fraîches (comme du persil ou de la coriandre) si souhaité.

 Astuces :
- Accompagnement : Ce velouté peut être accompagné de pain complet ou de galettes de céréales pour un repas complet.
- Conservation : Le velouté se conserve bien au réfrigérateur pendant 3 à 4 jours, et il peut également être congelé.

Profitez de ce velouté crémeux et délicieux, parfait pour les soirées fraîches !

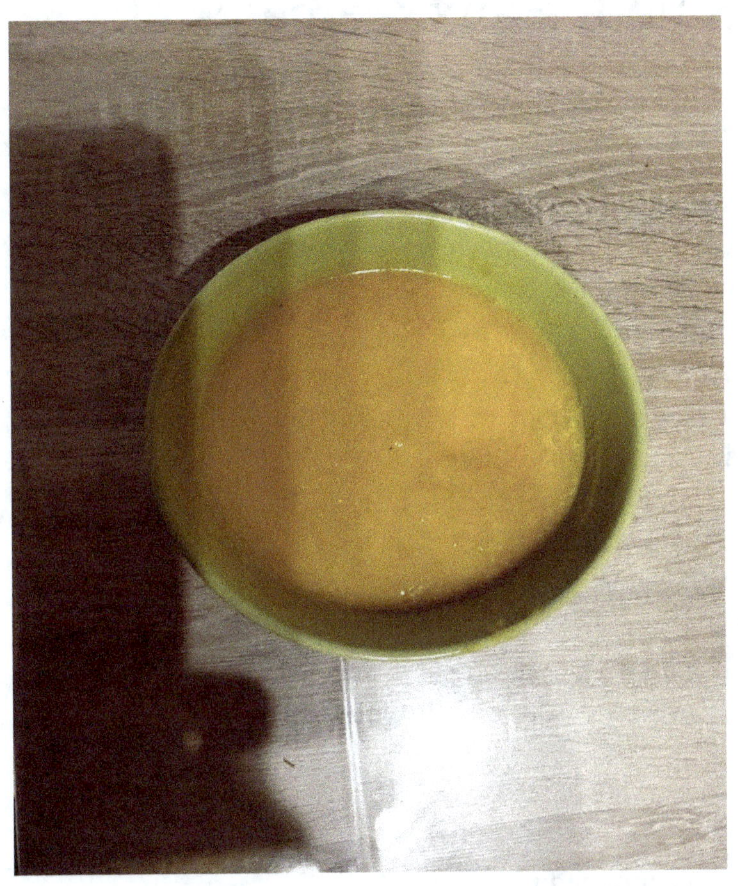

velouté de butternut,lentilles corail et citron

Galettes aux Céréales et Graines

 Ingrédients :
- 200 g de mélange de céréales et graines (graines de
courge, graines de tournesol, etc.)
- 100 g de flocons d'avoine
- 2 œufs
- 1 cuillère à soupe de farine d'avoine (ou farine de
sarrasin, si vous préférez)
- 1/2 cuillère à café de bicarbonate de soude
- 1/2 cuillère à café de sel
- 1/2 cuillère à café de paprika (ou d'autres épices au
choix)
- 100 ml d'eau (ajuster selon la consistance)
- 1 cuillère à soupe d'huile d'olive (pour la cuisson)

 Instructions :

1. Préparation du mélange :
   - Dans un grand bol, combiner le mélange de céréales
et graines, les flocons d'avoine, le bicarbonate de soude,
le sel et les épices.

2. Ajout des œufs :
   - Ajoutez les œufs au mélange sec et mélangez bien
jusqu'à obtenir une consistance homogène.

3. Incorporation de l'eau :
   - Ajoutez progressivement l'eau pour lier tous les
ingrédients. La pâte doit être suffisamment épaisse, mais
vous pouvez ajuster la quantité d'eau si nécessaire.

4. Repos de la pâte :
 - Laissez reposer la pâte pendant environ 10-15 minutes.
Cela permet aux flocons d'avoine d'absorber l'humidité et
d'épaissir un peu.

5. Cuisson :
   - Dans une poêle, chauffez l'huile d'olive à feu moyen.
   - Prenez une cuillerée de pâte et déposez-la dans la
poêle, en aplatissant légèrement pour former une galette.
Faites cuire environ 3-4 minutes de chaque côté, jusqu'à
ce qu'elles soient dorées et croustillantes.

6. Refroidissement :
   - Retirez les galettes de la poêle et placez-les sur du
papier absorbant pour éliminer l'excès d'huile.

7. Servir :

   - Servez chaud ou à température ambiante,
accompagné d'une sauce au yaourt, d'houmous ou d'un
dip de votre choix.

 Variations :
- Ajouts de légumes : Vous pouvez ajouter des légumes
râpés comme des carottes ou des courgettes dans le
mélange pour une touche supplémentaire de saveur et de
nutrition.
- Herbes aromatiques : Incorporez des herbes fraîches ou
séchées (comme de l'estragon, du persil ou de la
ciboulette) pour plus de goût.
- Assaisonnements supplémentaires : N'hésitez pas à
ajuster les épices selon vos préférences (cumin, curcuma,
etc.).

Ces galettes sont non seulement délicieuses, mais elles
fournissent également une bonne quantité de protéines et
de fibres, parfaites pour un régime sain à index

glycémique bas. Bon appétit !

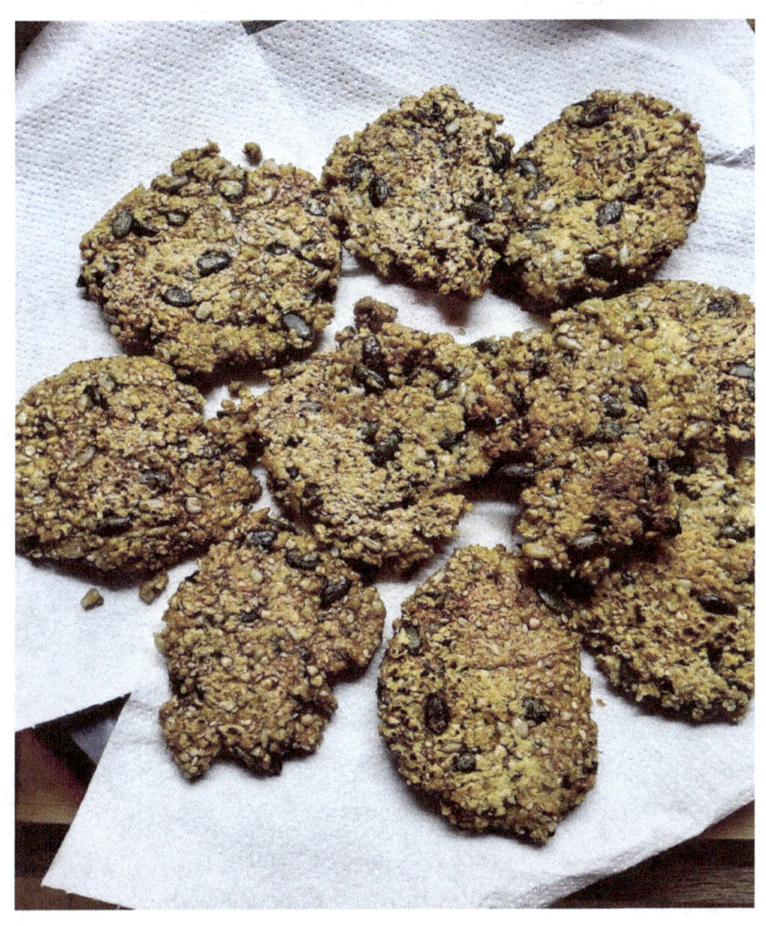

Galettes mélange de céréales

Les galettes aux céréales et graines peuvent être
conservées de différentes manières pour maintenir leur
fraîcheur. Voici quelques conseils sur la

conservation, la durée et les méthodes appropriées :

Conservation des Galettes

1. À température ambiante :
   - Si vous prévoyez de les consommer dans un délai de
1 à 2 jours, vous pouvez les conserver à température
ambiante.
   - Placez-les dans un récipient hermétique ou
couvrez-les avec un linge propre pour les empêcher de
sécher.

2. Au réfrigérateur :
   - Si vous souhaitez les conserver plus longtemps, vous
pouvez les placer au réfrigérateur.
   - Mettez-les dans un récipient hermétique ou
enveloppez-les individuellement dans du film plastique.
Elles se conserveront ainsi jusqu'à 5 à 7 jours.

3. Au congélateur :
 - Pour une conservation à long terme, les galettes
peuvent être congelées.
 - Assurez-vous qu'elles soient complètement refroidies
avant de les placer dans un récipient hermétique ou un
sac de congélation.
 - Vous pouvez également les séparer par une feuille de
papier sulfurisé pour éviter qu'elles ne collent entre elles.
 - Elles peuvent être conservées au congélateur pendant
2 à 3 mois.

 Réchauffage

- Au four : Pour les galettes réfrigérées ou congelées,
préchauffez le four à 180°C (350°F), enveloppez-les
dans du papier aluminium pour les réchauffer sans les
dessécher. Faites chauffer pendant environ 10-15
minutes (plus longtemps si congelées).
- À la poêle : Vous pouvez également réchauffer les
galettes à feu doux dans une poêle avec un peu d'huile
pour conserver leur croustillant.
- Au micro-ondes : Si vous êtes pressé, vous pouvez les
réchauffer au micro-ondes pendant 30 à 60 secondes,
mais cela risquerait de les rendre un peu moins
croustillantes.

En suivant ces conseils de conservation, vous pourrez profiter de vos galettes aux céréales et graines pendant plusieurs jours ou même semaines. Bon appétit !

Voici une recette de galettes à l'okara d'avoine, idéale pour un repas nutritif et à indice glycémique bas. L'okara est le résidu de la fabrication du lait d'avoine, et il est riche en fibres et en protéines.

Galettes Céréales à l'Okara d'Avoine

Ingrédients (pour environ 6-8 galettes) :

- 200 g d'okara d'avoine
- 50 g de flocons d'avoine
- 1 petite carotte, râpée
- 1 petite courgette, râpée
- 1 oignon, finement haché (ou échalote)
- 1 à 2 cuillères à soupe de farine complète (ou farine d'avoine) pour lier (ajuster selon la consistance)
- 1 œuf (ou un substitut d'œuf pour une version végétalienne)
- 1 cuillère à café de cumin en poudre (ou au goût)
- Sel et poivre au goût
- 1 cuillère à soupe d'huile d'olive
- Coriandre ou persil frais haché (facultatif)
- Eau si nécessaire pour ajuster la consistance

Préparation :

1. Préparation des légumes :
   - Râpez la carotte et la courgette. Ajoutez-les dans un saladier.
   - Ajoutez l'oignon haché dans le saladier avec les légumes râpés.

2. Mélange des ingrédients :
   - Dans le même saladier, ajoutez l'okara d'avoine, les flocons d'avoine, et l'œuf. Mélangez bien jusqu'à obtenir une consistance homogène.
   - Ajoutez le cumin, le sel et le poivre, ainsi que la coriandre ou le persil, si vous en utilisez.
   - Ajouter la farine progressivement jusqu'à obtenir une pâte qui se tient, mais qui reste un peu humide. Si le mélange est trop sec, vous pouvez ajouter un peu d'eau.

3. Formation des galettes :
   - Prenez une portion de la préparation et formez des galettes de la taille de votre choix (environ 5-7 cm de diamètre) avec vos mains.

4. Cuisson des galettes :
  - Faites chauffer l'huile d'olive dans une poêle à feu moyen.
  - Faites cuire les galettes pendant environ 3-4 minutes de chaque côté, ou jusqu'à ce qu'elles soient bien dorées et croustillantes. Vous devrez peut-être travailler par portions selon la taille de votre poêle.

5. Service :
  - Servez chaud. Ces galettes peuvent être accompagnées d'une sauce yaourt léger, d'une salade verte, ou utilisées comme base pour des burgers végétariens.

 Suggestions :
- Vous pouvez également ajouter d'autres légumes comme des épinards ou des poivrons, ou encore des épices comme du paprika pour plus de saveur.
- Pour varier les plaisirs, essayez de remplacer l'okara de l'avoine par de l'okara de soja ou d'autres ingrédients riches en fibres.

Ces galettes à l'okara d'avoine sont délicieuses, pleines de nutriments et parfaites pour un repas à faible indice

glycémique. Bon appétit !

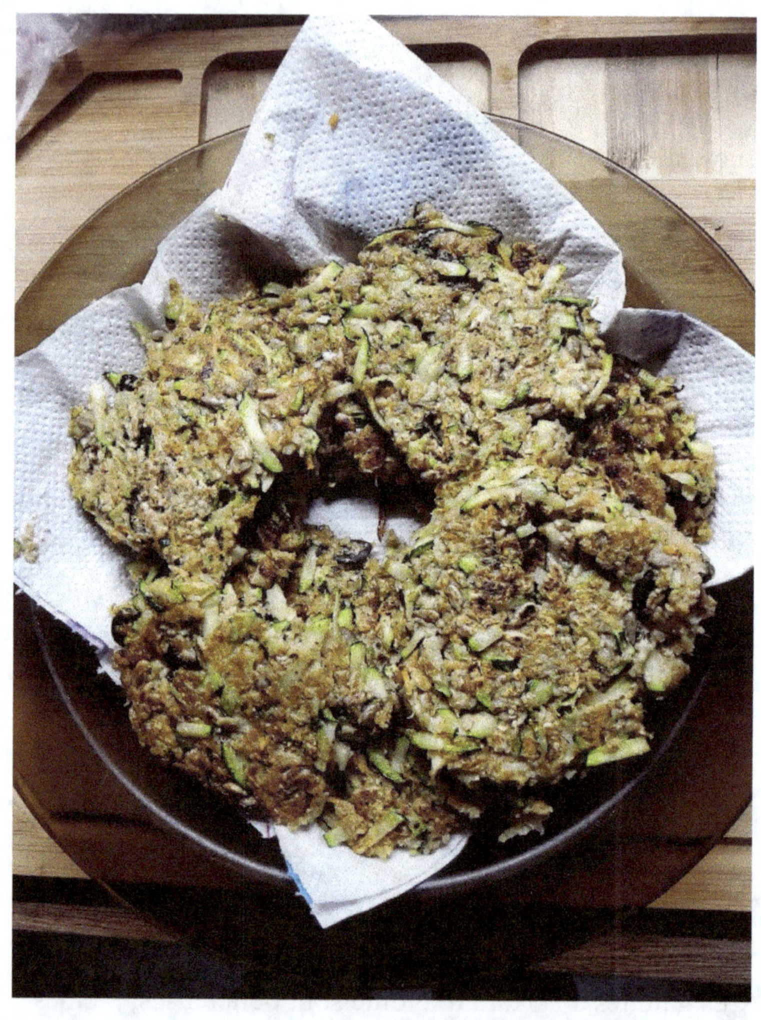

Galettes à l'okara d'avoine, céréales,courgette ,carotte, graines de tournesol, de courge, cumin coriandre persil.

Voici une délicieuse recette de curry de lentilles et carottes, avec l'option d'ajouter de la patate douce, tout en restant dans une alimentation à indice glycémique bas.

Curry de Lentilles et Carottes

Ingrédients (pour 4 personnes) :

- 200 g de lentilles vertes ou brunes (non cuites)
- 2 carottes, coupées en rondelles
- 1 patate douce (optionnelle), coupée en dés
- 1 oignon, émincé
- 2 gousses d'ail, émincées
- 1 morceau de gingembre frais (environ 2 cm), râpé
- 400 g de tomates concassées (en boîte ou fraîches)
- 400 ml de lait de coco (ou de lait d'amande non sucré pour une version plus légère)
- 2 cuillères à soupe d'huile d'olive ou d'huile de coco
- 1 cuillère à soupe de curry en poudre (ou au goût)
- 1 cuillère à café de cumin en poudre
- 1 cuillère à café de curcuma en poudre
- Sel et poivre au goût
- Coriandre fraîche pour la garniture (optionnel)

Préparation :

1. Cuisson des lentilles :
   - Rincez les lentilles sous l'eau froide et égouttez-les.

2. Préparation du curry :
   - Dans une grande casserole ou une poêle, chauffez l'huile d'olive ou l'huile de coco à feu moyen.
   - Ajoutez l'oignon émincé et faites-le revenir pendant environ 5 minutes jusqu'à ce qu'il soit translucide.
   - Incorporez l'ail et le gingembre, puis faites revenir pendant 1 à 2 minutes jusqu'à ce qu'ils dégagent leurs arômes.

3. Ajouter des légumes :
   - Ajoutez les carottes et la patate douce (si utilisée) dans la casserole. Faites revenir pendant environ 5 minutes en remuant.

4. Incorporation des lentilles et des épices :
   - Ajoutez les lentilles, le curry en poudre, le cumin, le curcuma, le sel et le poivre. Mélangez bien pour enrober les légumes et les lentilles des épices.

5. Incorporation des tomates et du lait de coco :
   - Versez les tomates concassées et le lait de coco dans la casserole. Ajoutez également un verre d'eau (environ 200 ml) pour diluer le mélange.
   - Portez à ébullition, puis réduisez le feu et laissez mijoter à couvert durant environ 25-30 minutes, ou jusqu'à ce que les lentilles et les légumes soient tendres. Remuez de temps en temps et ajoutez un peu d'eau si le mélange devient trop épais.

6. Vérification de l'assaisonnement :
   - Goûtez le curry et ajoutez le sel, le poivre ou les épices selon votre goût.

7. Service :
   - Servez le curry chaud, garni de coriandre fraîche si vous le souhaitez. Vous pouvez accompagner ce plat de quinoa, de riz complet ou de pain pita à faible IG.

 Suggestions :
- Vous pouvez également ajouter d'autres légumes comme des épinards, des petits pois ou du chou-fleur pour varier les textures et les saveurs.
- Ce curry se réchauffe très bien et peut être préparé à l'avance, idéal pour les repas de la semaine.

Profitez de ce délicieux curry de lentilles et carottes, qui est non seulement savoureux mais aussi nourrissant et adapté à une alimentation à indice glycémique bas !

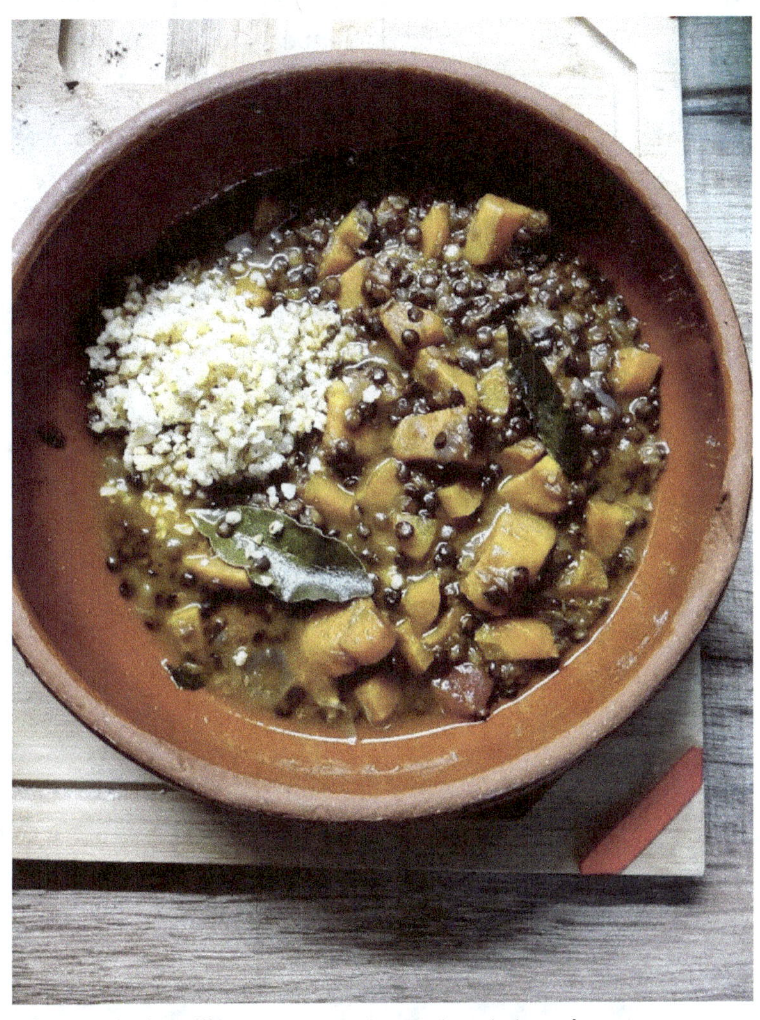

Curry de lentilles aux carottes et patates douces accompagné de boulgour

Voici une délicieuse recette de gratin d'aubergine que vous pouvez préparer avec une aubergine, des tomates concassées et du fromage. Ce gratin est simple et savoureux, parfait pour vos ig bas.

Gratin d'Aubergine

Ingrédients :

- 1 aubergine moyenne
- 400 g de sauce tomate concassée (environ une boîte)
- 100 ml de lait d'avoine (ajuster selon la consistance souhaitée)
- 100 g de fromage râpé (gruyère, comté ou mozzarella, selon votre préférence)
- 2 cuillères à soupe d'huile d'olive
- 2 gousses d'ail, émincées (optionnel)
- 1 cuillère à café d'herbes de Provence (ou basilic, origan)
- Sel et poivre au goût

Instructions :

1. Préparation de l'aubergine :
   - Préchauffez votre four à 200°C (390°F).

- Coupez l'aubergine en tranches fines (environ 0,5 cm
d'épaisseur).

- Disposez les tranches sur du papier absorbant,
saupoudrez-les légèrement de sel et laissez reposer
pendant environ 15 minutes pour éliminer l'excès d'eau.
Rincez et épongez avec un torchon.

2. Cuisson de l'aubergine :

- Dans une poêle, chauffez l'huile d'olive à feu moyen.
Ajoutez les tranches d'aubergine et faites-les dorer
légèrement des deux côtés (environ 3-4 minutes de
chaque côté). Réservez.

3. Préparation de la sauce :

- Dans la même poêle, faites revenir l'ail émincé (si
utilisé) pendant environ 1 minute jusqu'à ce qu'il soit
doré.

- Ajoutez la sauce tomate concassée, le lait d'avoine,
les herbes de Provence, le sel et le poivre. Mélangez et
laissez mijoter pendant 5 minutes.

4. Montage du gratin :

- Dans un plat à gratin, étalez une couche de sauce au
fond. Disposez une couche de tranches d'aubergine, puis
ajoutez une autre couche de sauce. Répétez jusqu'à
épuisement des ingrédients, en terminant par une couche
de sauce.

- Saupoudrez le fromage râpé sur le dessus.

5. Cuisson :
   - Enfournez le gratin dans le four préchauffé pendant
25-30 minutes, jusqu'à ce que le fromage soit doré et
bouillonnant.

6. Servir :
   - Laissez refroidir légèrement avant de servir.
Accompagnez votre gratin d'aubergines pour un repas
complet.

 Compléments pour un Repas Complet

Pour compléter ce repas, vous pouvez envisager les
options suivantes :

- Salade verte : Une simple salade de feuilles vertes avec
des tomates cerises, du concombre et une vinaigrette
légère.
- Céréales : Servez avec un peu de quinoa ou de riz pour
ajouter des glucides complexes et des protéines.
- Protéines : Ajoutez une source de protéines comme des
lentilles, des pois chiches ou du tofu grillé pour un repas
végétarien complet.
- Légumes grillés : Des légumes de saison grillés
(comme des poivrons, des courgettes ou des brocolis)
peuvent également être un excellent ajout.

Ce gratin d'aubergine, accompagné d'ig bas et d'une salade, créera un repas sain, équilibré et délicieux. Bon appétit !

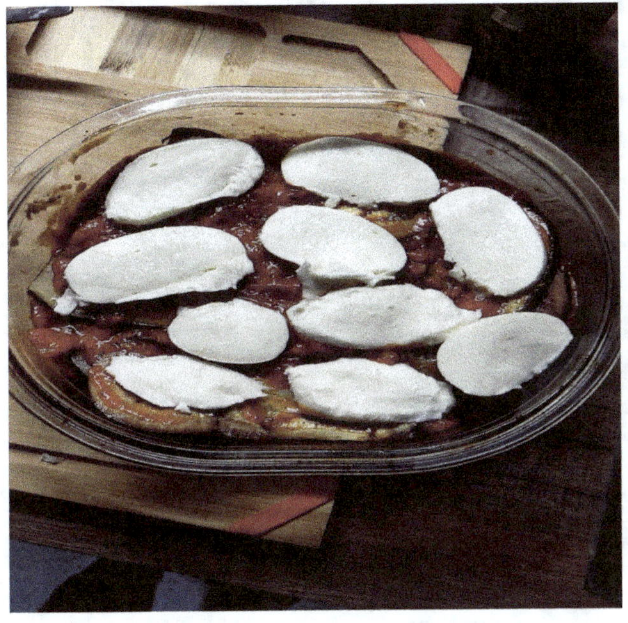

avant cuisson gratin d'aubergine à la mozzarella

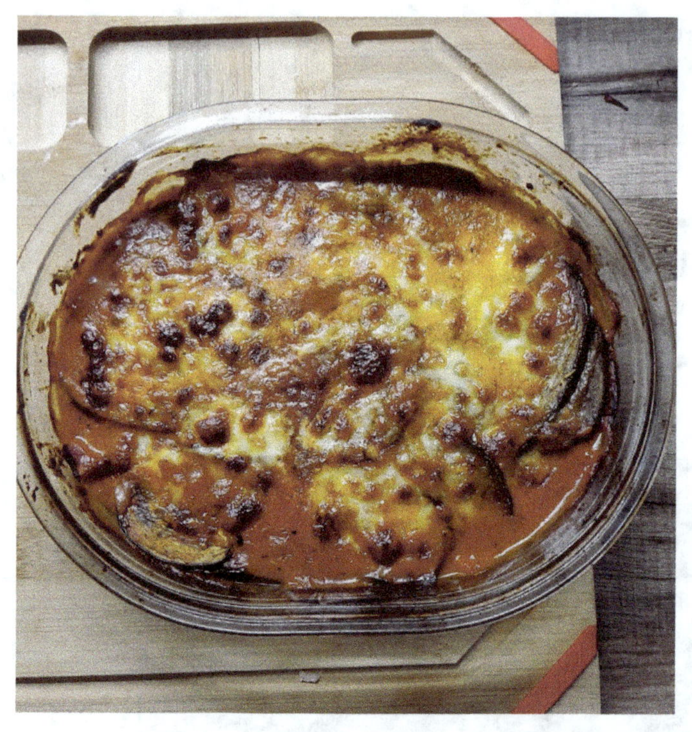

après cuisson gratin d'aubergine à la mozzarella

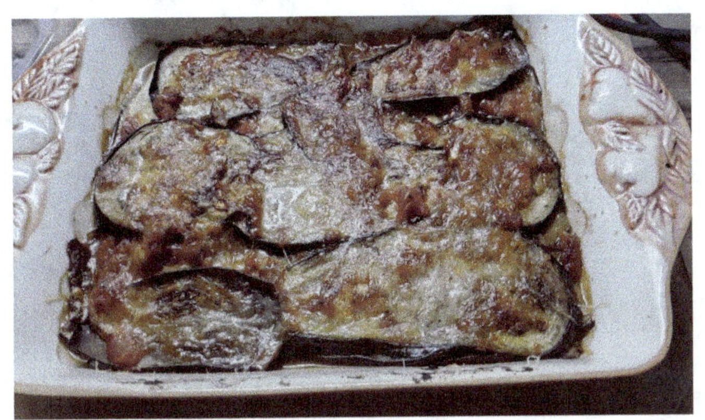

gratin d'aubergines au Comté

Voici une recette d'endives au gratin avec des tranches de
blanc de poulet, similaires au jambon blanc, tout en
restant à faible indice glycémique.

Endives au Blanc de Poulet au Gratin

Ingrédients (pour 4 personnes) :

- 4 endives
- 200 g de blanc de poulet en tranches (style jambon
blanc)
- 150 ml de crème fraîche légère (ou crème de soja pour
une version sans lactose)
- 100 g de fromage râpé à faible teneur en matière grasse
(comme de la mozzarella ou du fromage de chèvre)
- 1 cuillère à soupe d'huile d'olive
- 1 gousse d'ail, émincée
- 1 cuillère à café de moutarde (facultatif)
- Sel et poivre au goût
- Noix de muscade (facultatif)
- Persil frais pour la garniture (facultatif)

Préparation :

1. Préparation des endives :
   - Préchauffez votre four à 200°C (390°F).
   - Coupez les endives en deux dans le sens de la longueur et retirez le cœur amer.
   - Vous pouvez également les blanchir dans de l'eau bouillante salée pendant 5 minutes, puis les égoutter, pour réduire l'amertume si vous le souhaitez.

2. Préparation de la sauce :
   - Dans un bol, mélanger la crème fraîche avec une gousse d'ail émincée, du sel, du poivre, et éventuellement un peu de noix de muscade.

3. Assemblage du plat :
   - Dans un plat à gratin, disposez les endives bien à plat.
   - Coupez les tranches de blanc de poulet en morceaux ou pliez-les et disposez-les sur les endives.
   - Versez la crème par-dessus les endives et le poulet, en veillant à bien les enrober.
   - Saupoudrez le fromage râpé sur le dessus.

4. Cuisson au four :
   - Enfournez le plat pendant environ 20 à 25 minutes, jusqu'à ce que le dessus soit bien doré et que la sauce bouillonne.

5. Service :

  - Servez chaud, garni de persil frais si désiré. Ce plat se
marie bien avec une salade verte ou des légumes cuits à
la vapeur en accompagnement.

 Suggestions :
- Pour encore plus de saveurs, vous pouvez ajouter des
épices comme du thym ou du paprika dans la crème.
- Ajoutez des noix ou des graines sur le dessus avant de
servir pour un peu de croquant.

Ce gratin d'endives au blanc de poulet est une option
savoureuse et pratique pour un repas à faible indice

glycémique. Bon appétit !

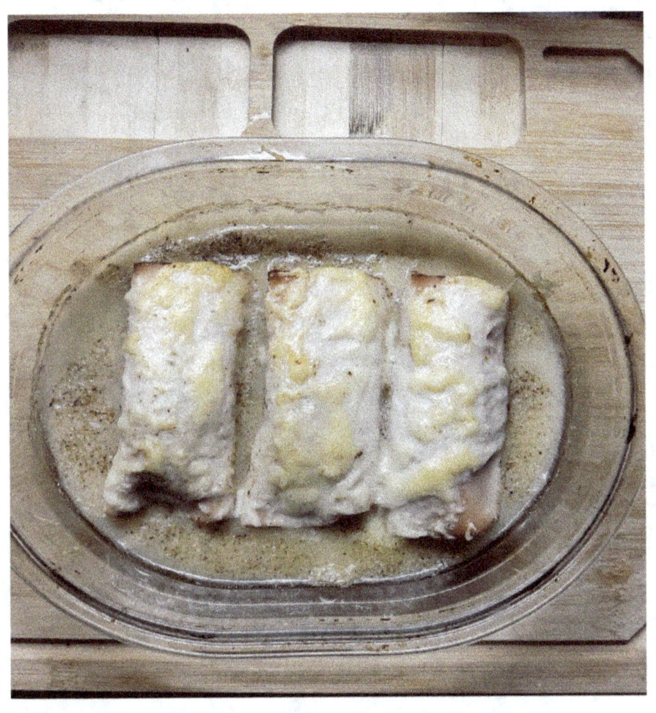

endives au jambon de poulet à la crème d'avoine,
gratinées au Comté

Voici une recette de pain complet cocotte à indice glycémique bas. Ce pain est simple à réaliser et très savoureux.

Pain complet cocotte

Ingrédients
- 500 g de farine complète (type 110 ou 130)
- 350 ml d'eau tiède
- 1 sachet de levure boulangère (7)
- 1 cuillère à café de sel
- 1 cuillère à soupe de miel (facultatif, peut être remplacé par un édulcorant)
- 2 cuillères à soupe d'huile d'olive (facultatif)
- 1 cuillère à soupe de graines de lin ou de chia (facultatif, mais bon pour les oméga-3 et les fibres)

Instructions

1. Préparation de la pâte :
   - Dans un grand bol, mélanger la farine complète et le sel.
   - Dans un autre récipient, ajoutez la levure à l'eau tiède et laissez reposer 5 à 10 minutes jusqu'à ce que cela mousse.

- Ajoutez le miel et l'huile d'olive à l'eau avec la levure, puis mélangez bien.

- Incorporez ce mélange au mélange de farine et pétrissez jusqu'à obtenir une pâte homogène. Si vous utilisez des graines, ajoutez-les à ce moment.

2. Pétrissage :

- Pétrissez la pâte pendant environ 5 à 10 minutes sur un plan de travail fariné. Vous pouvez aussi utiliser un robot pétrisseur.

3. Première levée :

- Formez une boule et placez-la dans un bol légèrement huilé. Couvrez avec un torchon propre et laissez lever dans un endroit chaud pendant environ 1 heure, ou jusqu'à ce que la pâte double de volume.

4. Préchauffage de la cocotte :

- Pendant que la pâte lève, préchauffez votre four à 220°C (thermostat 7). Placez votre cocotte (avec le couvercle) à l'intérieur pour la chauffer.

5. Façonnage du pain :

- Lorsque la pâte est levée, dégazez-la en la pétrissant légèrement puis façonnez-la en boule ou en forme allongée, selon votre préférence.

6. Deuxième levée (facultatif) :

   - Vous pouvez laisser lever à nouveau pendant environ
30 minutes pour une mie plus légère.

7. Cuisson :

   - Retirez la cocotte chaude du four. Déposez-y
délicatement la pâte. Vous pouvez faire quelques
incisions sur le dessus pour un aspect esthétique et pour
aider à l'expansion.

   - Couvrez avec le couvercle et enfournez. Faites cuire
pendant 30 minutes.

   - Ensuite, retirez le couvercle et poursuivez la cuisson
pendant 15 à 20 minutes pour dorer le pain.

8. Refroidissement :

   - Une fois cuit, retirez le pain de la cocotte et laissez-le
refroidir sur une grille avant de le trancher.

 Bon appétit !
Ce pain complet cuit en cocotte est non seulement
délicieux, mais il a également un indice glycémique plus
bas que les pains blancs. Il se conserve bien et est parfait
pour accompagner vos repas ou pour faire des
sandwiches !

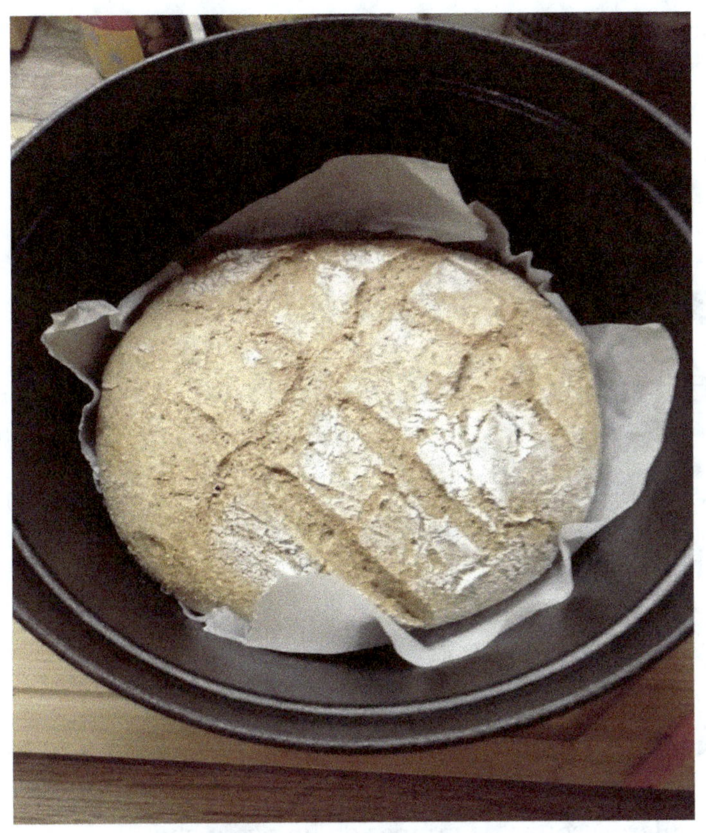

Pain complet cocotte

Voici une recette de pain au petit épeautre cuit à l'étouffée ou en cocotte, qui possède un indice glycémique bas. Le petit épeautre est une céréale ancienne qui est plus riche en nutriments et souvent mieux tolérée que le blé moderne.

Pain petit épeautre cuit à l'étouffé ou cocotte

Ingrédients
- 500 g de farine de petit épeautre
350 ml d'eau tiède
- 1 sachet de levure boulangère (environ 7 g)
- 1 cuillère à café de sel
- 1 cuillère à soupe de miel ou de sirop d'agave (facultatif)
- 1 cuillère à soupe d'huile d'olive (facultatif)
- 1 cuillère à soupe de graines de lin ou de chia (facultatif, pour un apport en fibres)

Instructions

1. Préparation de la pâte :
   - Dans un grand bol, mélanger la farine de petit épeautre et le sel.

- Dans un récipient, mélangez la levure avec l'eau tiède
et laissez reposer pendant 5 à 10 minutes, jusqu'à ce
qu'elle devienne mousseuse.
- Ajoutez le miel et l'huile d'olive (si utilisés) à ce
mélange.

2. Mélange des ingrédients :
- Incorporez le mélange liquide au mélange de farine.
Ajoutez les graines de lin ou de chia si vous les utilisez.
- Pétrissez la pâte jusqu'à obtenir une consistance
homogène. Cela peut prendre environ 5 à 10 minutes à la
main ou 3 à 5 minutes avec un robot pétrisseur.

3. Première levée :
- Formez une boule avec la pâte et placez-la dans un
bol légèrement huilé. Couvrez d'un torchon propre et
laissez lever dans un endroit chaud pendant environ 1 à
1h30, ou jusqu'à ce que la pâte double de volume.

4. Préchauffage de la cocotte :
- Pendant la levée, préchauffez votre four à 220°C
(thermostat 7). Placez votre cocotte (avec le couvercle) à
l'intérieur pour la chauffer pendant environ 30 minutes.

5. Façonnage du pain :
- Une fois que la pâte a levé, dégonflez-la légèrement
et façonnez-la en boule ou en forme allongée.

6. Deuxième levée (facultatif) :

   - Laissez reposer la pâte pendant 20-30 minutes,
couverte, pour une texture meilleure.

7. Cuisson :

   - Retirez la cocotte chaude du four. Déposez-y
délicatement la pâte.

   - Couvrez avec le couvercle et enfournez pour 30
minutes.

   - Après 30 minutes, retirez le couvercle et poursuivez
la cuisson pendant 15 à 20 minutes pour dorer le pain.

8. Refroidissement :

   - Une fois le pain cuit, retirez-le de la cocotte et
laissez-le refroidir sur une grille avant de le trancher.

 Bon appétit !
Ce pain au petit épeautre cuit en cocotte a un indice
glycémique bas et est à la fois savoureux et nutritif. Il se
conserve bien et est idéal pour accompagner vos repas
ou pour préparer des sandwiches. Profitez-en !

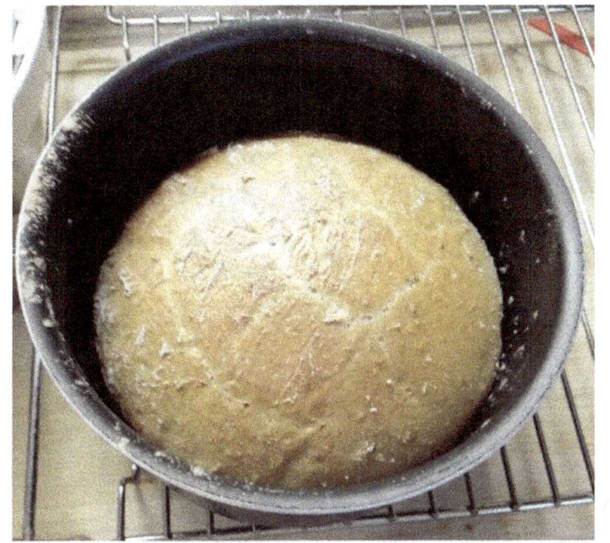

pain au petit épeautre cuit à l'étouffée ou en cocotte

Voici quelques recettes de desserts et collations.

Muffins

Muffins IG Bas à la Banane et à la Compote

Ingrédients :
- Sec :
  - 100 g de farine d'avoine
  - 100 g de farine d'épeautre
  - 1 cuillère à café de levure chimique
  - cuillère à café de bicarbonate de soude
  - 12 cuillère à café de cannelle (facultatif)
  - Une pincée de sel

- Humide :
  - 2 bananes bien mûres, écrées
  - 100 g de compote de pommes sans sucre ajouté
  - 2 œufs
  - 100 ml de lait de coco (ajuster selon la consistance)ou
avoine, lait végétal…

Instructions

1. Préchauffez le four :

   - Préchauffez votre four à 180°C (thermostat 6) et préparez un moule à muffins en y plaçant des caissettes en papier ou en le graissant légèrement.

2. Mélange des ingrédients secs :

   - Dans un grand bol, combinez la farine d'avoine, la farine d'épeautre, la levure chimique, le bicarbonate, la cannelle (si utilisée) et le sel. Mélangez bien.

3. Mélange des ingrédients humides :

   - Dans un autre bol, mélangez les bananes écrasées, la compote de pommes, les œufs et le lait de coco. Remuez jusqu'à obtenir un mélange homogène.

4. Incorporation :

   - Ajoutez le mélange humide aux ingrédients secs et mélangez doucement jusqu'à ce que tout soit bien combiné. Ne pas trop mélanger, quelques grumeaux sont acceptables.

5. Remplissage des moules :

   - Versez la pâte dans les moules à muffins, en les remplissant aux 2/3.

6. Cuisson :

   - Enfournez pendant environ 20 à 25 minutes, ou jusqu'à ce qu'un cure-dent inséré au centre en ressorte propre. Les muffins doivent être légèrement dorés.

7. Refroidissement :

   - Laissez les muffins refroidir dans le moule pendant 5 minutes, puis transférez-les sur une grille pour les laisser refroidir complètement.

 Suggestions :
- Variantes : Vous pouvez ajouter des noix, des pépites de chocolat noir ou des fruits secs pour encore plus de saveurs.
- Conservation : Ces muffins se conservent bien dans un contenant hermétique à température ambiante pendant quelques jours ou peuvent être congelés.

Ces muffins à la banane et à la compote sont à la fois nourrissants et délicieux, parfaits pour un goûter ou un petit déjeuner IG bas. Profitez-en bien !

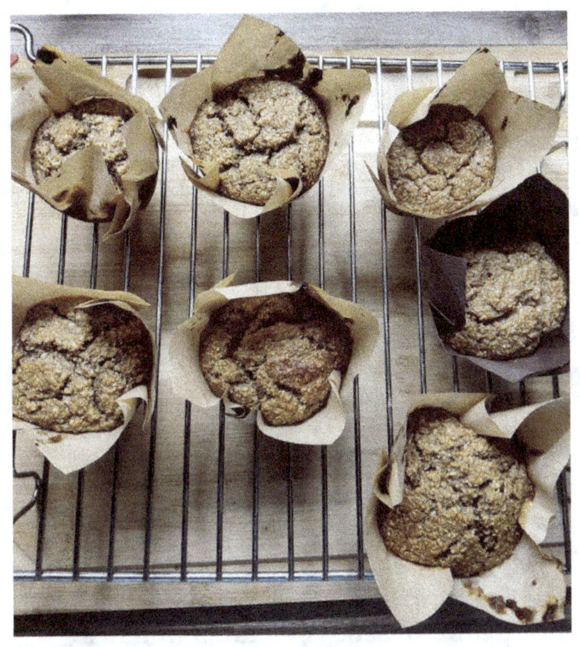

muffins à la noix de coco

Bowl (bol) cake individuel

Ingrédients :
-1 compote de pomme sans sucre ou 1 banane
-1 œuf
- 3 cuillères à soupe de flocons d'avoine
- 1 cuillère à soupe de sirop d'agave (optionnel)
- 1 cuillère à café de levure chimique

Instructions :
Dans un petit bol versez et mélangez tous les ingrédients.

Cuisson :
Placez le bol dans le micro-ondes et cuire 3 minutes

Service :
Démoulez le bowl cake et nappez selon votre goût

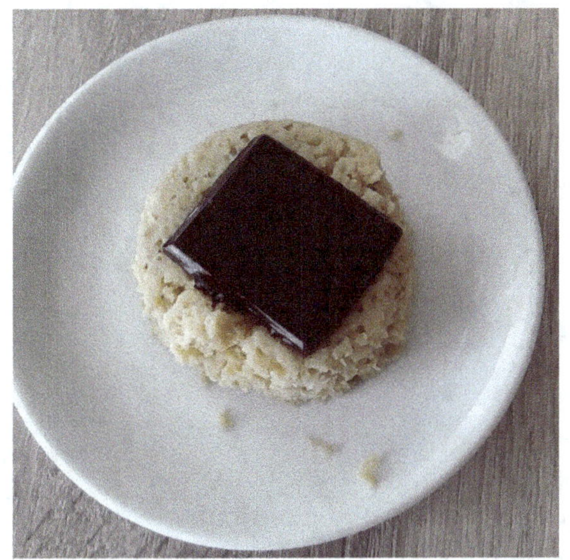

bowl cake

Voici une recette simple et délicieuse pour un smoothie à base
de lait de coco, fruits rouges surgelés et de cannelle. Ce
mélange est non seulement savoureux, mais aussi nourrissant
grâce à ses ingrédients riches en antioxydants.

Smoothie aux Fruits Rouges et Lait de Coco

Ingrédients :
- 1 tasse de lait de coco (en boîte ou en carton)
- 1 tasse de fruits rouges surgelés (framboises, myrtilles,
fraises, etc.)
- 1/2 cuillère à café de cannelle (ajustez selon vos préférences)
- 1 cuillère à café de miel ou de sirop d'agave (facultatif, selon
la douceur désirée)
- Un peu de glace (facultatif, pour une consistance plus
épaisse)

Instructions :
1. Mélangez tous les ingrédients : Dans un blender, ajoutez le
lait de coco, les fruits rouges surgelés, la cannelle et le miel ou
le sirop d'agave si vous en utilisez.
2. Mixez : Mixez à haute vitesse jusqu'à obtenir une
consistance lisse. Si le mélange est trop épais, ajoutez un
peu d'eau ou de lait de coco pour l'ajuster.

3. Goûtez et ajustez : Goûtez votre smoothie et ajustez la douceur ou la cannelle selon vos préférences.
4. Servez : Versez dans un verre et dégustez immédiatement. Vous pouvez également garnir votre smoothie de quelques fruits rouges frais ou d'un peu de noix de coco râpée pour une touche décorative.

Avantages de cette Recette :
- Riche en nutriments Le lait de coco apporte des graisses saines, tandis que les fruits rouges sont riches en vitamines, minéraux et antioxydants.
- Anti-inflammatoire La cannelle a des propriétés anti-inflammatoires et peut contribuer à réguler le taux de sucre dans le sang.
- Sans Lactose : Ce smoothie est parfait pour les personnes lactose-intolérantes ou qui préfèrent une alimentation à base de plantes.

Conclusion :
Ce smoothie aux fruits rouges et au lait de coco est une excellente option pour le petit-déjeuner ou une collation rafraîchissante. Profitez-en pour ses bienfaits et sa saveur

délicieuse !

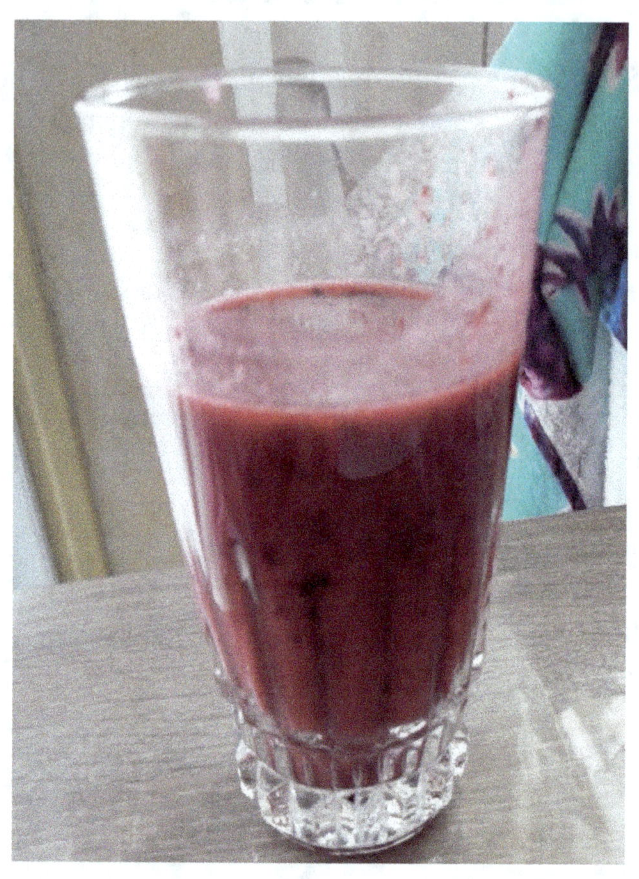

Smoothie lait de coco,fruits rouges surgelés

Smoothie aux baies et yaourt

Ingrédients :
- 1 tasse de yaourt nature (sans sucre ajouté)
- 1/2 tasse de framboises (frais ou surgelées)
- 1/2 tasse de myrtilles (frais ou surgelées)
- 1 cuillère à café de cannelle
- 1 cuillère à café de miel ou de sirop d'agave (facultatif)
- Un peu d'eau ou de lait d'amande pour la consistance

Instructions :
1. Mélangez tous les ingrédients dans un mixeur.
2. Mixez jusqu'à obtenir une consistance crémeuse.
3. Ajustez avec de l'eau ou du lait d'amande pour obtenir la consistance désirée.
4. Dégustez immédiatement.

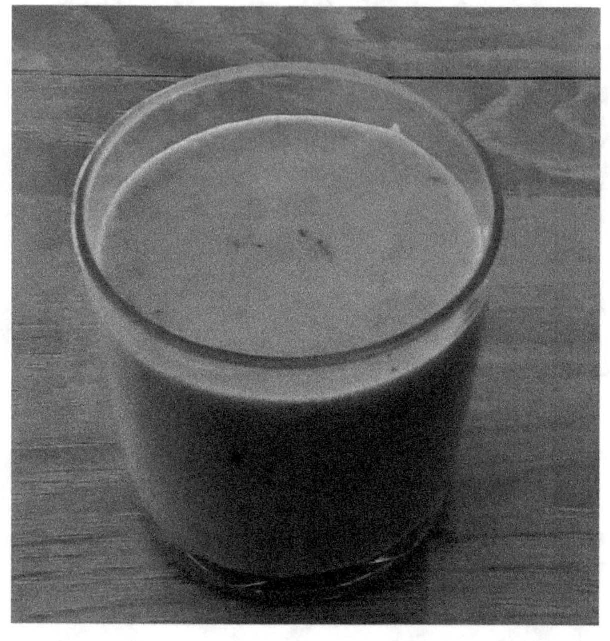

Smoothie au yaourt nature fait maison, baies

Smoothie à la noix de coco et aux agrumes

Ingrédients :
- 1 tasse de lait de coco (ou lait d'amande non sucré)
- 1/2 orange (écorché et sans pépins)
- 1/2 citrouille (facultatif, peut être remplacée par la papaye)
- 1 cuillère à soupe de noix de coco râpée non sucrée
- 1 cuillère à café de graines de lin moulues

Instructions :
1. Mettez tous les ingrédients dans le mixeur.
2. Mixez jusqu'à obtenir une consistance lisse et homogène.
3. Servir frais avec quelques morceaux de fruits pour la décoration.

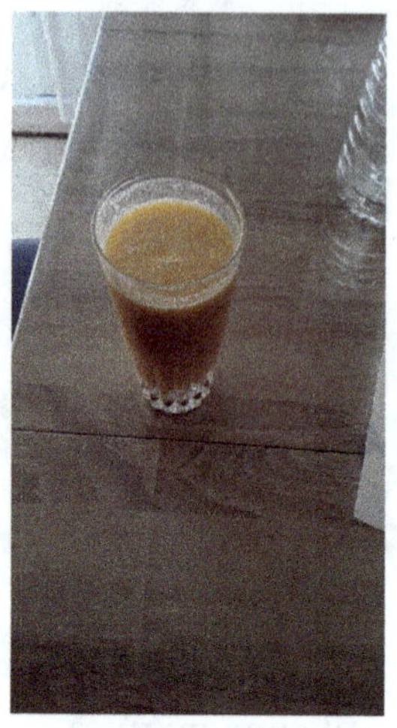

Smoothie à la noix de coco, agrumes

Voici une délicieuse recette de cookies à l'Okara d'avoine, parfaits pour ceux qui suivent une alimentation à indice glycémique bas. L'Okara, qui est la pulpe restante après le lait d'avoine, est riche en fibres et en protéines.

Cookies à l'Okara d'Avoine

Ingrédients (pour environ 12 cookies) :

- 150 g d'Okara d'avoine
- 50 g de flocons d'avoine (préférez des flocons épais pour une texture plus intéressante)
- 50 g de farine d'amande (ou de toute autre farine à faible IG)
- 1 cuillère à café de poudre à lever
- ½ cuillère à café de cannelle en poudre (optionnel)
- 50 g de sucre de coco ou de stévia (ajustez selon votre goût)
- 1 œuf (ou substitut végétal tel qu'une compote de pomme pour une version sans œuf)
- 60 ml d'huile de coco ou de purée d'amande

- 1 cuillère à café d'extrait de vanille
- 50 g de noix ou de pépites de chocolat noir à faible teneur en sucre (optionnel)
- Une pincée de sel

Préparation:

Préchauffage

Préchauffez votre four à 180°C (350°F) et tapissez une plaque de cuisson de papier sulfurisé.

Mélanger les ingrédients secs :

Dans un grand bol, combinez l'Okara d'avoine, les flocons d'avoine, la farine d'amande, la poudre à lever, la cannelle (si utilisée), le sucre de coco, et le sel.

Ajouter les ingrédients humides :

Dans un autre bol, battez l'œuf (ou incorporez la compote de pomme) et ajoutez l'huile de coco (fondue) et l'extrait de vanille. Mélangez bien.

Combiner :

Ajoutez le mélange humide au mélange sec et remuez jusqu'à obtenir une pâte homogène. Incorporez les noix ou les pépites de chocolat, si vous les utilisez.

5.Former les cookies :

À l'aide de cuillères à soupe ou d'une petite cuillère à glace, déposez des boules de pâte sur la plaque de cuisson en les espaçant légèrement, car ils ne s'étaleront pas beaucoup.

Cuisson :

Faites cuire au four pendant environ 12-15 minutes, ou jusqu'à ce que les bords des cookies soient légèrement dorés. Laissez refroidir quelques minutes sur la plaque avant de transférer sur une grille pour refroidir complètement.

Conservation :

Conservez les cookies dans un contenant hermétique à température ambiante ou au réfrigérateur.

Suggestions :

- Vous pouvez remplacer l'huile de coco par de la purée d'amande ou du beurre, selon vos préférences.

- Essayez d'ajouter des épices comme de la muscade ou du gingembre pour varier les saveurs.

Ces cookies à l'Okara d'avoine sont savoureux, nutritifs et ont un indice glycémique bas, parfaits pour satisfaire

vos envies de sucré sans culpabilité. Bon appétit !

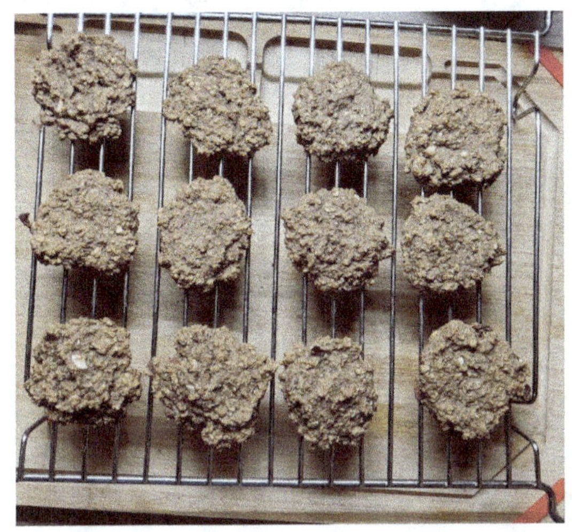

Cookies à l'okara d'avoine et éclats d'amandes

Voici une délicieuse recette de flan coco adaptée pour un index glycémique bas (bas) !

Flan Coco IG Bas

Ingrédients :
- Pour le flan :
  - 400 ml de lait de coco (non sucré)
  - 200 ml de lait écrémé ou lait d'amande non sucré
  - 3 œufs
  - 3 cuillères à soupe de sirop d'agave ou d'édulcorant (ajuster selon le goût)
  - 1 cuillère à café d'extrait de vanille
  - Une pincée de sel
  - 50 g de noix de coco râpée (facultatif, pour plus de texture)

Instructions :
1. Préchauffage du four :
   - Préchauffez votre four à 180°C (thermostat 6).

2. Préparation des ingrédients :
   - Dans un grand bol, battez les œufs avec le sirop d'agave ou l'édulcorant, l'extrait de vanille et une pincée de sel jusqu'à ce que le mélange soit homogène.

3. Incorporation des laits :
   9. Démoulage :

- Pour démouler, passez un couteau autour des bords des ramequins et retournez-les sur une assiette. Si nécessaire, vous pouvez passer les ramequins quelques secondes sous l'eau chaude pour aider au démoulage.

 Suggestions :
- Garniture : Vous pouvez servir le flan avec quelques copeaux de noix de coco grillée ou des fruits frais pour ajouter encore un peu de douceur.

- Conservation : Les flans se conservent bien au réfrigérateur pendant environ 3 jours.

Savourez ce flan coco léger et doux, parfait pour satisfaire les envies de sucré tout en respectant un régime IG bas ! - Ajoutez le lait de coco et le lait écrémé (ou lait d'amande) au mélange d'œufs. Remuez doucement jusqu'à ce que tout soit bien combiné.

4. Ajouter la noix de coco râpée :
   - Si vous souhaitez ajouter de la texture, incorporez la noix de coco râpée.

5. Verser dans des moules :
   - Versez le mélange dans des ramequins individuels allant au four ou dans un grand moule à flan.

6. Bain-marie :

   - Placez vos ramequins ou le moule dans un plat allant
au four et remplissez-le d'eau chaude (bain-marie). Cela
aide à cuire le flan uniformément.

7. Cuisson :

   - Enfournez le flan et faites cuire pendant environ 30 à
40 minutes, ou jusqu'à ce que le flan soit pris. Vous
pouvez vérifier la cuisson en insérant un couteau au
centre ; il doit ressortir propre.

8. Refroidissement :

   - Laissez refroidir à température ambiante, puis placez au
réfrigérateur pendant au moins 2 heures avant de servir.

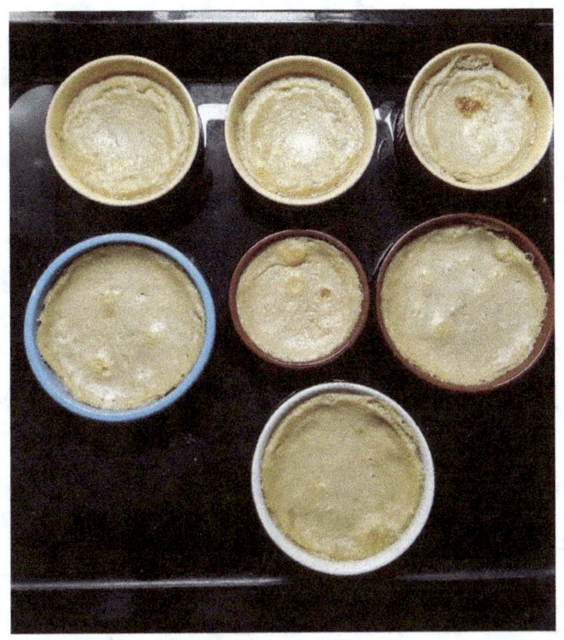

Flan coco

Voici une recette de tarte aux pommes à indice glycémique bas, utilisant des ingrédients sains qui vous permettront de savourer ce dessert sans culpabilité.

Tarte aux pommes à indice glycémique bas
Ingrédients

Pour la pâte
- 150 g de farine complète (ou farine d'amande pour un IG encore plus bas)
- 50 g de flocons d'avoine (ou de farine d'avoine)
- 50 g d'huile de coco ou de beurre fondu
- 2 cuillères à soupe de miel, de sirop d'agave ou d'un édulcorant comme le stévia (ajustez selon votre goût)
- 1 pincée de sel
- 1 à 2 cuillères à soupe d'eau froide (si nécessaire)

Pour la garniture
- 4 à 5 pommes (type Granny Smith ou une autre variété peu sucrée)
- 1 cuillère à café de cannelle
- 1 cuillère à soupe de jus de citron

- Édulcorant au goût (optionnel, selon la douceur des pommes)
- 1 cuillère à café d'extrait de vanille (facultatif)

Instructions

Préparation de la pâte
1. Mélangez les ingrédients secs : Dans un grand bol, mélangez la farine complète, les flocons d'avoine et le sel.

2. Ajoutez les ingrédients humides : Ajoutez l'huile de coco (ou le beurre), le miel (ou l'édulcorant), et mélangez jusqu'à obtenir une consistance granuleuse.

3. Formation de la pâte : Ajoutez l'eau froide petit à petit jusqu'à ce que la pâte se forme. Vous pouvez la pétrir légèrement. Si la pâte est trop collante, ajoutez un peu plus de farine.

4. Repos : Formez une boule, enveloppez-la dans du film plastique et laissez reposer au réfrigérateur pendant environ 30 minutes.

Préparation de la garniture
1. Préparation des pommes : Épluchez et coupez les pommes en fines tranches. Dans un bol, mélangez les pommes avec le jus de citron, la cannelle, l'extrait de vanille et l'édulcorant si nécessaire.

Assemblage de la tarte
1. Préparation du moule : Préchauffez votre four à 180°C (thermostat 6). Étalez la pâte sur un plan de travail fariné et placez-la dans un moule à tarte. Piquez le fond avec une fourchette.

2. Ajout de la garniture : Disposez uniformément les tranches de pommes sur la pâte.

3. Cuisson : Enfournez la tarte pendant environ 30 à 35 minutes, ou jusqu'à ce que les pommes soient tendres et que la croûte soit dorée.

Refroidissement et service
1. Laissez refroidir : Retirez la tarte du four et laissez-la refroidir légèrement avant de la couper.

2. Dégustation : Servez la tarte tiède ou à température ambiante, éventuellement accompagnée d'une cuillère de yaourt nature ou de crème fraîche allégée pour un complément délicieux. On peut aussi ajouter de la compote de pomme sans sucre dans le fond de tarte.

Bon appétit !
Cette tarte aux pommes à indice glycémique bas est une excellente alternative pour satisfaire vos envies de sucré sans trop perturber votre glycémie. Profitez-en bien !

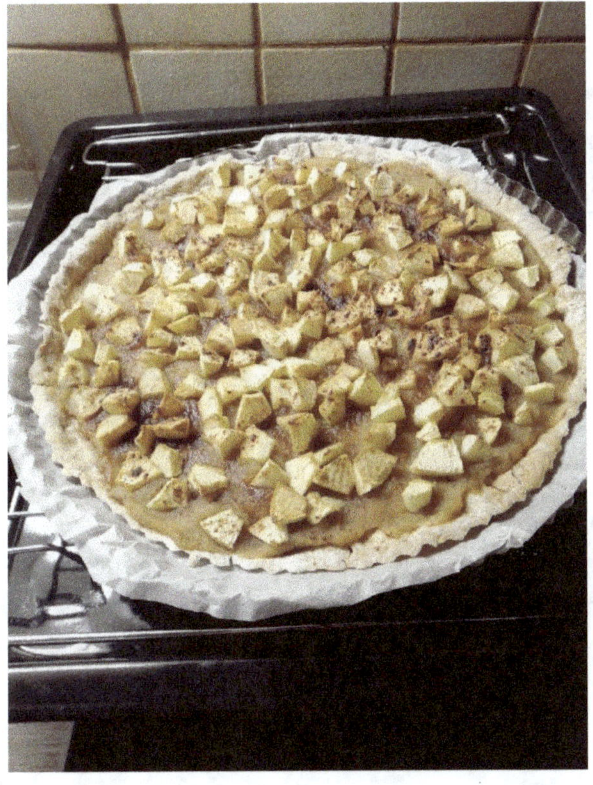

tarte aux pommes avec compote de pomme

Idée repas complet ig bas avec épinards à la crème, brocolis, jambon et féculents

Pour un repas complet et équilibré avec des épinards à la crème, du jambon et des brocolis, il est important d'inclure des féculents. Voici quelques suggestions :

Féculents :
1. Pommes de terre:
   - Vous pouvez préparer des pommes de terre en purée, bouillies ou rôties. Elles se marient bien avec les épinards à la crème et le jambon.

2. Riz complet ou sauvage :
   - Le riz complet ou le riz sauvage est une excellente option à faible indice glycémique. Servez-le en accompagnement avec votre plat principal.

3. Quinoa :

   - Le quinoa est riche en protéines et constitue un excellent accompagnement. Il se prépare rapidement et peut facilement être aromatisé avec des herbes.

4. Pâtes complètes :

   - Des pâtes complètes peuvent être ajoutées en toute simplicité. Vous pouvez les mélanger avec un peu d'huile d'olive et d'ail pour une touche supplémentaire.

5. Boulgour ou couscous complet :

   - Ces options sont rapides à préparer et ajoutent une bonne base à votre plat.

Exemple de repas complet :

- Plat principal : Épinards surgelés à la crème, jambon et brocolis à la vapeur.
- Féculent : Quinoa cuit à la vapeur ou pommes de terre en purée.
- Accompagnement supplémentaire : Tranches d'avocat et éventuellement une petite salade verte pour la fraîcheur.

Préparation :

1. Cuire les féculents choisis (quinoa, riz, pommes de terre) selon les instructions du paquet, les brocolis à la vapeur.

2. Suivez les instructions pour les épinards à la crème, le jambon

3. Assemblez le tout dans une assiette et savourez !

Avec cette approche, vous aurez un repas complet, équilibré et rassasiant. Bon appétit !

Voici un exemple de menu pour une semaine avec des repas incluant des pâtes à base de farine d'épeautre, d'avoine ou de sarrasin, ainsi que des collations saines pour l'après-midi à 16h.(certaines recettes à venir)

Lundi

- Petit-déjeuner : Porridge à l'avoine avec des fruits frais et des noix.
- Déjeuner : Quiche aux épinards et feta dans une pâte à tarte à l'épeautre.
- Dîner : Saumon grillé avec courgettes rôties et quinoa.
- Collation (16h) : Yaourt nature avec des graines de chia et des framboises.

Mardi

- Petit-déjeuner : Smoothie vert aux épinards, banane et lait d'amande.
- Déjeuner : Salade de lentilles, poivrons grillés et vinaigrette au citron.
- Dîner : Poulet au curry avec du riz basmati.
- Collation (16h) : Amandes grillées et quelques morceaux de chocolat noir.

Mercredi

- Petit-déjeuner : Pancakes à la farine d'épeautre avec compote de pommes.
- Déjeuner : Tarte aux légumes (poireaux, carottes, et courgettes) dans une pâte à tarte au sarrasin.
- Dîner : Boulettes de viande de bœuf avec des légumes rôtis.
- Collation (16h) : Tranches de pomme avec du beurre d'amande.

Jeudi

- Petit-déjeuner : Muesli maison avec des flocons d'avoine, des noix et des fruits secs.
- Déjeuner : Wrap de légumes grillés et houmous sur pain d'épeautre.
- Dîner : Dinde rôtie avec purée de patates douces et haricots verts.
- Collation (16h) : Carottes et concombres avec dip de yaourt à la menthe.

Vendredi

- Petit-déjeuner : Bol de yaourt nature avec granola à base de flocons d'avoine.
- Déjeuner : Tarte aux poireaux et fromage de chèvre dans une pâte à tarte à l'épeautre.
- Dîner : Filet de poisson au four avec brocoli vapeur et riz sauvage.
- Collation (16h) : Barres de céréales maison à l'avoine et aux noix.

Samedi

- Petit-déjeuner : Smoothie bowl aux fruits rouges et graines de lin.
- Déjeuner : Salade de quinoa, avocat, tomates cerises et vinaigrette au citron.
- Dîner : Ratatouille avec des œufs pochés.
- Collation (16h) : Muffins à l'avoine et banane.

Dimanche

- Petit-déjeuner : Pain grillé à l'épeautre avec avocat et œuf poché.
- Déjeuner : Tarte au sarrasin avec des champignons et des épinards.
- Dîner : soupe de légumes maison avec pain complet.
- Collation (16h) : Smoothie à la banane et au beurre de cacahuète.

Notes supplémentaires :

- Hydratation :Pensez à boire suffisamment d'eau tout au long de la journée.
- Préparation : Vous pouvez préparer certaines collations ou plats à l'avance, comme le muesli ou les barres de céréales, pour gagner du temps pendant la semaine.
- Adaptez les portions : Ajustez les portions selon vos besoins énergétiques et ceux de votre famille.

Ces menus équilibrés incluent une variété d'aliments sains tout en intégrant vos recettes de tartes à index glycémique bas. Bon appétit !

www.ingramcontent.com/pod-product-compliance
Lightning Source LLC
Chambersburg PA
CBHW050818250726
48653CB00006B/2296